QUELQUES RÉFLEXIONS

SUR

UNE ÉPIDÉMIE DE ROUGEOLE.

QUELQUES RÉFLEXIONS

SUR

UNE ÉPIDÉMIE DE ROUGEOLE

Observée dans le Canton de MURAT (Tarn)

Par le Docteur V. RASCOL.

Da veniam scriptis, quorum non glòria nobis
causa, sed utilitas officiumque fuit.

(OVIDIUS EX PONTO , III , 9.)

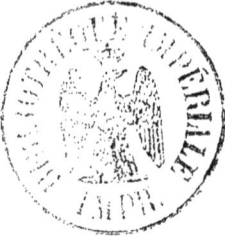

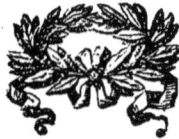

TOULOUSE ,

Impr. TROYES OUVRIERS RÉUNIS , rue Saint-Pantaléon , 5.

1857.

AVANT-PROPOS.

Lorsqu'une maladie populaire éclate dans une contrée, les devoirs du médecin grandissent proportionnellement à l'étendue et à l'intensité du fléau. L'homme de l'art se doit tout entier à l'étude des causes, soit éloignées, soit prochaines, à l'examen attentif de la nature du mal, de sa marche croissante ou décroissante, à la recherche des moyens thérapeutiques qui conviennent le mieux à l'épidémie qu'il observe. Cette dernière finie, il reste au Médecin un autre devoir non moins important à remplir : il s'agit d'enregistrer les actes morbides dont il a été le témoin, de les comparer entre eux, de les étudier et de tirer de cette étude des enseignements propres, soit à prévenir, soit à modérer une épidémie à venir.

En essayant quelques réflexions sur l'épidémie de rougeole, qui s'est montrée depuis le milieu de novembre 1856, jusqu'au commencement de février 1857, dans le canton de Murat (Tarn), nous cédons au besoin d'un devoir à remplir, avouant d'avance notre insuffisance, que nous nous plaisons à traduire par cette phrase de Michel Montaigne : « Je ne fais point de doute, qu'il ne m'advienne souvent de parler de choses qui sont mieux traitées chez les maîtres du métier ». (1)

Toutes les maladies peuvent se montrer dans tous les temps et dans toutes les saisons de l'année. Néanmoins, une étude attentive découvre des rapports à peu près constans entre les diverses conditions atmosphériques et les manifestations morbides : c'est ainsi que l'expérience a démontré qu'une saison froide et sèche prédispose aux maladies inflammatoires, tandis qu'une saison chaude et sèche dispose aux maladies bilieuses. Toutes les fois qu'une constitution atmosphérique est régulière dans sa manifestation, dans sa marche, elle n'engendre pas d'autres maladies que celles qu'on sait lui être propres : ce sont *les maladies saisonnières*, dont l'apparition n'a rien que de normal. Si, au contraire, on voit apparaître un grand nombre de maladies éclatant à la fois ou simultanément, dans une contrée, atteignant un grand nombre d'individus, la constitution atmosphérique a perdu ses caractères naturels, pour en prendre d'empruntés ou d'exagérés ; elle s'appelle dès-lors : *constitution médicale* et engendre des maladies dites *catastatiques* : telle est souvent l'origine des épidémies; mais les choses ne se passent pas toujours ainsi et les grands fléaux qui déciment les royaumes entiers n'ont souvent rien

(1) Essai, livre II , chapitre X.

de constant et de déterminé dans leurs causes qui nous sont inconnues. Que de variétés d'effets et de phénomènes ne montrent pas ces grandes maladies ; que de discordances entre elles et dans leur origine, et dans les circonstances qui les accompagnent ! Cela est si vrai que leur étude la plus attentive ne nous révèle le plus souvent que la fragilité de notre nature, à côté de l'impuissance de notre art. Il ne faut pas cependant désespérer de l'avenir, et loin de se rebuter, chacun doit travailler dans la mesure de ses moyens, et ne laisser échapper aucune occasion de se livrer à une étude qui pourrait fournir quelques données propres à jeter de la clarté sur l'étiologie si obscure de ces maladies.

Sans doute, il ne sera pas donné à tout médecin de bien mériter de l'humanité au même titre que Jenner, dans cette voie, mais chacun peut avoir droit au bon témoignage de sa conscience pour les efforts qu'il aura tentés. Et ces efforts, si infructueux qu'ils soient, ne réclament-ils pas la reconnaissance que l'on doit à une bonne volonté, lors même qu'elle est impuissante à faire ?

L'épidémie de rougeole qui nous occupe, a débuté dans le mois de novembre, c'est-à-dire, dans cette saison de l'année, dont l'humidité est le caractère dominant. Ce caractère est si marqué sur les montagnes qu'occupe le canton de Murat, que pendant deux mois et plus, la vapeur d'eau condensée se traîne en brouillards épais sur la surface du sol, imprégnant tous les corps et ne laissant passage que de loin en loin, à quelques rayons de soleil. En outre, les pluies, souvent torrentielles, qui gonflent et font déborder de leurs lits de nombreux petits ruisseaux, qui coulent dans les vallées, viennent augmenter l'état hygrométrique d'une atmosphère déjà saturée.

Les vents du sud, de l'ouest et du nord-ouest, les plus fréquents, semblent se donner rendez-vous sur ce plateau de plus de 800 mètres d'élévation, pour y déposer les vapeurs qu'ils ont écumées sur les deux mers, en attendant que le vent du nord vienne les condenser et les faire tomber en pluies abondantes ou en épais flocons de neige. Tel est l'automne sur ces montagnes. Celui de cette année a offert ceci de particulier, que la pluie lancée par les vents d'ouest et du sud-ouest, après avoir duré, d'une manière presque continue, jusqu'au milieu de novembre, a été subitement remplacée par un froid excessif, tel qu'on n'en avait pas éprouvé de pareil depuis longues années ; la température a été si basse que le thermomètre est descendu à 9° centigrades. Le vend du nord n'a cessé de souffler avec violence pendant cette baisse excessive et précoce de la température, qui a duré jusques dans les commencements de décembre. Vers le 6, l'atmosphère s'est radoucie, il est tombé de la neige, après et pendant une quinzaine de jours, il y a eu des alternatives de froid vif et d'humidité. La pluie est tombée de nouveau en abondance ; le 24, il est tombé une si grande quantité de neige, qu'il faut se reporter, par le souvenir, à dix ans, pour en trouver une couche aussi épaisse ; de cette date au 15 février, à cinq reprises différentes, et à huit jours environ d'intervalle l'une de l'autre, le vent du sud est venu fondre une partie de cette neige, que, peu de temps après, le vent du nord a remplacée avec surcroît. C'est au milieu de ces conditions météorologiques remarquables par leurs variations brusques et fréquentes, au sein d'une atmosphère saturée d'humidité, au moment où l'affection catarrhale dominait le champ pathologique, que la rougeole a éclaté vers le milieu de novembre 1856.

Nous ne voudrions pas que l'attention que nous venons de mettre à signaler les intempéries atmosphériques pût faire croire que nous avons eu l'idée d'expliquer par elles l'apparition de la rougeole. La nature spécifique de cette maladie exclut tout rapport de causalité entre elle et les influences météorologiques. Son étiologie est toute mystérieuse, indépendante du climat, de la saison, de la température, de la sécheresse et de l'humidité de l'air, et repose sur une chose inconnue. Ce n'est donc pas sa cause initiale que nous voulons trouver dans l'état de l'atmosphère ; mais nous savons que cette dernière influe sur les maladies, qu'elle leur imprime une physionomie, un caractère particulier, variant avec ces vicissitudes : c'est pour faire ressortir cette relation, cette influence de l'air sur l'état morbide que nous avons étudié les changements du premier.

GÉNÉRALITÉS.

Le point où s'est montrée la première manifestation de la maladie, est un petit hameau de la commune de Nages (la Mathe), à l'ouest du canton de Murat ; tous les enfans de cette localité, les adultes même, qui n'avaient pas eu antérieurement la rougeole, ont été atteints. Le nombre total est de dix-huit sur cinq habitations. Partant de là, comme le calorique d'un foyer, elle a rayonné dans tous les sens, sans régularité·dans sa marche, envahissant une partie de la commune de Nages, quelques habitations dans le département de l'Hérault, qui avoisine, et se repliant, en définitive, sur la commune de Murat, qu'elle a sillonnée dans toutes les directions, laissant intacts des villages entiers sur son passage, et rétrogradant quelquefois. De la commune de Murat, l'épidémie a passé dans la commune de Barre, où elle a eu aussi une marche saccadée.

La maladie s'est principalement attaquée aux enfants, sans cependant épargner les adultes, qui ne l'avaient jamais eue, et lorsque sur son passage elle en trouvait. Dans ce cas, ils étaient aussitôt atteints que ceux dont l'âge les prédisposait d'une manière particulière. Elle semble avoir eu une prédilection pour le sexe féminin.

Une remarque principale se rapporte à la bénignité de l'affection morbilleuse, en tant que maladie simple. Cette remarque est si vraie, qu'aucune mort ne peut lui être attribuée à elle seule, mais bien aux complications survenues pendant sa marche ou aux maladies préexistantes, chroniques pour la plupart, sur lesquelles elle s'est greffée, et dont le terme a été hâté. Parmi les maladies qui sont venues s'adjoindre à la rougeole, comme complication, nous trouvons en première ligne, pour la fréquence et la gravité, la pneumonie qui, elle seule, a fait toutes les victimes. Une deuxième complication sans gravité et que nous citons pour mémoire, est l'inflammation intestinale, qui s'est montrée quelquefois. L'affection vermineuse s'est montrée dans un grand nombre de cas avec un caractère de bénignité très marquée, sans troubles cérébraux, sans accidents convulsifs et n'ayant d'autres expressions symptomatiques que de la somnolence, quelques douleurs d'entrailles ou quelques vomissements qui ont précédé l'expulsion des vers par le bas ou par le haut. Quant aux suites de la maladie, nous nous réservons d'en faire un chapitre spécial, attendu que ce n'est pas le trait le moins important de notre étude.

Avant d'aller plus loin, nous voulons signaler un fait général qui est de nature à détourner une trop grande sévérité dans l'appréciation de notre travail, et à expliquer des lacunes qu'on pourrait trouver dans l'observation des cas particuliers que nous relatons ; nous voulons parler de la difficulté que le médecin de campagne a à visiter ses malades, toutes les fois qu'il le voudrait, et disons-le aussi, toutes les fois qu'il le devrait. Cette difficulté incontestablement vraie, devient une impossibilité dans un pays où la population est aussi disséminée que sur notre plateau, surtout avec les rigueurs de l'hiver et l'encombrement des neiges qui grandissent tant les distances. C'est ce qui a eu lieu au moment où l'épidémie était à son apogée. Aussi bien des détails manqueront sans doute, et pour une partie de ceux que nous donnons, avons-nous été obligé de nous en rapporter aux témoignages des parents.

Quoi qu'il en soit, après avoir fait dans nos notes un choix des cas les plus intéressants à divers titres, nous donnons consciencieusement le résultat de notre observation personnelle complétée par les renseignements pris dans la maison et au lit des malades : de ce choix ont été exclus les cas plus nombreux, qui offrent moins d'intérêt, mais dont nous tenons compte mentalement dans l'appréciation de l'épidémie. Il reste une troisième catégorie plus considérable renfermant les cas benins, pour lesquels le médecin n'est pas intervenu, et dont nous nous sommes enquis auprès des parents ou des malades. Ces cas, nous en mentionnerons quelques-uns ; nous ne saurions nous appuyer sur eux pour baser notre appréciation, qu'ils serviront seulement à corroborer.

DESCRIPTION DE LA MALADIE.

Nous admettons avec la plupart des auteurs trois périodes dans la rougeole :

1° La première, dite période d'invasion, dure de trois à quatre jours ;

2° La seconde, dite période d'éruption, est constituée par l'éruption, sa durée est de trois à quatre jours ;

3° La troisième, dite de desquamation, variable dans sa durée, termine la maladie.

Ceci dit, nous allons donner quelques observations qui peuvent être prises comme le type de la maladie simple, dans l'épidémie qui nous occupe. Pour mieux faire ressortir les différences de la maladie aux divers âges, nous la suivrons chez des enfants et chez des adultes.

Observation No 1.

SENAUX (Adrien), 8 ans, tempérament bilioso-sanguin, développé, fort pour son âge, fut pris, le 29 novembre, de céphalalgie, de malaise, de chaleur, de rougeur, de soif, de fièvre, de larmoiement avec injection des conjonctives, coryza, toux, sans expectoration : cet état dure ainsi en augmentant, se compliquant d'un sentiment de gêne pour la déglutition, d'un peu de délire, d'insomnie continuelle jusqu'au 2 décembre.

2 *Décembre*. — Dans la matinée, il s'écoule quelques gouttes de sang par le nez, il survient une sueur avec démangeaison à la peau, l'éruption éclate vers midi, débutant par le front et puis le menton; elle a bientôt envahi toute la figure (4 ou 5 h.) Ce sont de petites taches rouges, irrégulières, comme des piqûres de puce; quelques-unes sont boutonnées, c'est-à-dire avec élevures à leur centre ; l'auscultation des poumons n'offre rien de particulier, quoique la toux soit augmentée.

PRESCRIPTION : Diète, tisane pectorale chaude, température uniforme, cataplasmes chauds aux pieds.

3 *Décembre*. — La nuit, l'éruption a envahi tout le corps; aux membres elle est clair-semée. La fièvre, la céphalalgie, l'irritation nasale et oculaire, l'engine, ont baissé ; la toux est augmentée.

4 *Décembre*. — Les taches se décolorent et jaunissent, il ne reste que la toux qui dure jusqu'au 10. Le 5, l'enfant, en se grattant, détache quelques lamelles fulfuracées, on commence à l'alimenter. Le 6, il a quelques scelles demi-liquides avec lesquelles il rend six ou sept ascarides.

Observation No 2.

Marie BARDY, de Condomines, commune de Nages, 5 ans, vive, alerte, d'un bon tempérament, est prise, le 9 décembre, de malaise vague avec céphalalgie, toux quinteuse ayant un timbre particulier, enrouement et sentiment passager de gêne au gosier. Le 10, les quintes se rapprochent et sont plus violentes. Appelé vers les onze heures du soir, nous sommes témoin d'un violent accès de laryngite striduleuse, toux sèche, sifflante, sonore, respiration haute, entrecoupée, inspiration pénible avec sifflement ; anxiété, congestion de la face, voix presque éteinte, sueur. Après dix minutes environ, l'accès cesse et fait place à un calme parfait.

PRESCRIPTION : Tisane bourrache et sureau, sirop d'ipeca par cuillerées à café de quart d'heure en quart d'heure, jusqu'à production de vomissements qui ont lieu à la quatrième dose, sans concrétions membraneuses.

11 *Décembre.* — Depuis le vomissement l'enfant a été tranquille, elle n'a eu que quelques petites quintes ; elle est fatiguée et repose, il lui reste une petite toux sèche, les yeux sont encore injectés et larmoyants.

PRESCRIPTION : Quelques cuillerées de tisane de veau.

12 *Décembre.* — L'éruption rubéolique éclate le matin à la face ; dans la journée elle gagne le tronc et les avant-bras, presque pas les jambes. Elle s'accompagne de moiteur et de chaleur, la toux persiste ; quelques râles sibilants et sonores sont disséminés sur les poumons.

PRESCRIPTION : Tisane pectorale chaude, diète.

14 *Décembre.* — L'éruption se flétrit, tout s'améliore, excepté la bronchite, qui doit durer encore sept ou huit jours. Le 15, l'enfant prend du bouillon et rend trois ou quatre selles liquides.

Observation N° 3.

Marie VIDAL, 21 ans, tempérament nervoso-sanguin, habitant Trédos, commune de Nages, fut prise le 12 décembre de frissons, de malaise, de céphalalgie, d'irritation des muqueuses nasale, bronchique et oculaire. Le 13 elle se plaint en outre, au côté gauche de la poitrine, d'une douleur pongitive qu'augmentent les mouvements et la toux.

14 *Décembre*. — Elle éprouve de plus de la contriction au gosier, l'amigdale gauche est tuméfiée, l'auscultation ne découvre rien de particulier dans les poumons.

16 *Décembre*. Chaleur et mal de tête insupportables ; la transpiration s'est déclarée vers le matin, et à sa suite quelques taches rubéoliques à la face. Dans la soirée, l'éruption se complète rapidement sur tout le corps, elle est confluente; peu à près il y a une baisse très marquée de tous les symptômes, à l'exception de la douleur pleurétique et de la toux, qui persistent avec violence.

17 *Décembre*. — Il y a eu un peu de sommeil, l'éruption se décolore, quelques douleurs d'entrailles se font sentir, le pouls a baissé, sentiment de faiblesse avec fadeurs d'estomac et tendance à la lipothymie; vers midi apparition du flux menstruel.

18 *Décembre*. — Flétrissure des taches.

PRESCRIPTION : Tisane pectorale, léger bouillon de veau, frictions avec le baume tranquille sur le côté douloureux.

19 *Décembre*. — Rien de particulier.

20 *Décembre*. — Trois selles liquides. 21, Les menstrues cessent, la malade prend déjà des aliments, elle se lève, et ne se plaint plus que de la douleur de côté, qui a toujours persisté. Un vésicatoire *loco-dolenti* l'a faite disparaître. La toux persiste jusqu'à la fin du mois.

Observation N° 4.

Marie FANJAUD, 7 ans, tempérament sanguin, est prise

le 17 décembre de malaise, de courbature, de larmoiement, de coryza, de céphalalgie, de mal de côté.

19 Décembre. — Nous la voyons : face excessivement animée, rouge, yeux larmoyants, oppression, fièvre (105 pulsations); elle se plaint d'un grand mal de tête, d'une vive douleur sternale qui l'empêche de respirer, de chaleur, de soif et de difficulté pour avaler : toux sèche, langue rouge, amigdales gonflées, rouges; la poitrine auscultée est dans l'état normal : dans la soirée l'éruption éclate à la face après avoir été précédée par une sueur partielle à la face et au cou. Dans la nuit, elle gagne le haut du corps et la partie supérieure des membres thoraciques, qu'elle n'envahit pas à moitié, non plus que le bas du corps.

20 Décembre. — L'éruption est complète, l'appareil symptomatique que nous avons décrit a beaucoup diminué : la toux, l'oppression et la douleur de côté persistent, quoique à un moindre degré.

Dans la nuit suivante, l'enfant est prise d'une diarrhée séreuse, fétide, sanguinolente, abondante (huit selles environ par douze heures), qui dure jusqu'au 23, et amène la disparition de la douleur de côté, et de l'état catarrhal, dont elle semble avoir été le mouvement critique. La toux persiste encore, quoique la malade convalescente ait repris des forces, et le 29 ou le 30, elle revêt un caractère nerveux, et se transforme en coqueluche. Cette dernière dure encore à la fin de mars.

Observation No 5.

Silvie Gros, à Salvergues, 7 ans, bien constituée, tempérament lymphatico-bilieux, tombe malade le 14 décembre;

2

le 18 et le 19 l'éruption de la rougeole a lieu, elle occupe principalement la face, un peu le haut du corps et quelques points disséminés sur les avant-bras ; somme toute, l'éruption est discrète.

19 *Décembre au soir.* — Cette enfant est prise tout-à-coup de diarrhée sans douleurs ni coliques : nous la voyons le lendemain de grand matin. Dans la nuit elle avait eu environ quatorze selles liquides, très-fétides, mêlées d'un peu de sang, ce flux immodéré a beaucoup abattu l'enfant : depuis quatre heures du matin, elle n'a pas été du corps et se trouve bien. Elle demande à manger (bouillon de veau).

On peut dire que cette supersécrétion des intestins a jugé définitivement la maladie, puisque la toux, le mouvement fébrile et le mal de tête, qui avaient persisté après l'éruption, ont complétement disparu à la suite de cette diarrhée.

Observation No 6.

Marie Escande, 30 ans, habitant La Court, est prise, le 2 décembre, de lassitude, de frissons, de mal de tête. Dans cet état elle vaque à ses occupations jusqu'au 24, jour où elle se met au lit. Le mal de tête est insupportable, la chaleur brûlante. Douleur pongitive des côtés, douleurs lombaires, soif, langue et amigdales rouges, fièvre, toux, larmoiement. Cet état augmente tellement la nuit suivante, qu'elle menace de se lever pour tempérer la chaleur qui la brûle : pas de sommeil, un peu de délire.

Prescription : Tisane pectorale chaude; synapismes aux extrémités.

25 *Décembre.* — Il y a de plus mal de gorge; il survient de la sueur, et vers dix heures l'éruption éclate à la face,

s'étend au cou, un peu aux mains, presque pas aux jambes, si ce n'est au genou droit. Pendant l'éruption aucun symptôme ne baisse, vers minuit les menstrues apparaissent.

26 *Décembre*. — L'éruption gagne le tronc, nous constatons des taches sur les muqueuses buccale et pharingée, l'agitation continue et les souffrances sont les mêmes jusqu'au soir, où il y a un peu de rémission.

27 *Décembre*. — La nuit a été moins mauvaise, plus de délire, un peu de sommeil avec rêves, le mieux se caractérise.

28 *Décembre*. — La desquamation a lieu, la fièvre et les autres symptômes sont presque tombés, les menstrues coulent encore faiblement. Elle prend un peu de bouillon.

29 *Décembre*. — Nuit bonne, sommeil, les menstrues cessent, la malade prend des aliments, et trois jours après elle reprend ses occupations.

Observation N° 7.

MARTY (Etienne), 30 ans, habitant le Cloutet, fut pris le 29 décembre de frissons alternant avec la chaleur, de soif, de céphalalgie, de vomissements, d'insomnie, de toux, de coryza et d'ophthalmie ; cet état dure et s'aggrave jusqu'au 2 janvier, jour de notre première visite.

2 *Janvier*. — Face rouge, animée, yeux injectés, larmoyants, pouls précipité, nerveux, langue rouge, soif, chaleur brûlante, sueurs, démangeaison dans le corps, photophobie, fadeur d'estomac, tendance à la lipothymie. Nausées et vomissements : en même temps nous apercevons au front quelques taches de rougeole.

3 *Janvier*. — La nuit a été mauvaise, agitée, sans som-

meil, l'éruption a envahi la totalité du corps et un peu le haut des membres, la fièvre un peu moindre, le pouls plus large et moins violent; la sueur et le mal de tête persistent, les autres symptômes se sont amendés, la toux est augmentée.

4 *Janvier*. — La desquamation commence et dure jusqu'au 7 ; de ce jour date la diminution ou la disparition des symptômes susdits et de la fièvre; la toux seule persiste et dure encore sept ou huit jours; le malade prend des aliments, et vers le 12 janvier il peut reprendre ses occupations.

Les suites de la rougeole ont été chez ce malade, à part la bronchite, dont nous avons dit la durée, un dégoût pour tous les aliments et un gonflement avec rougeur de paupières, qui ont fini à peu près ensemble vers le 20 février.

Observation No 8.

Marie Rascol, 5 ans, lymphatique, commence à être malade le 8 janvier : ophthalmie, coryza, bronchite intense, céphalalgie, fièvre, soif, chaleur, inquiétude; cet état a une marche croissante jusqu'au 12. Ce jour-là, mais surtout le lendemain, il y a eu une diminution dans l'intensité des symptômes : leur marche rétrograde se poursuit jusqu'au 16, où il survient une diarrhée sérieuse, sanguinolente (6 selles dans les douze heures). Dès la veille tous les symptômes avaient disparu.

La toux, qui seule avait persisté avec son caractère ordinaire, devient quinteuse, et durant les quintes l'enfant peut à peine respirer; elle a la coqueluche, qui ne la quitte qu'après un mois et demi.

RÉFLEXIONS.

Si nous fesons abstraction de la 2me et 8me Observations , nous trouvons pour les autres une régularité et un ensemble qui , à part quelques variantes , sont de nature à former une unité , un type auquel peuvent se rapporter la majeure partie des cas de rougeole simple , telle qu'elle s'est montrée dans cette épidémie.

1re **Période.**

Nous voyons la première période présenter les caractères principaux d'une fièvre continue avec quelques rémittences tout à fait analogues à la fièvre catarrhale ordinaire. Les malades ont éprouvé successivement du malaise, des lassitudes , de la courbature, de l'abattement , du mal de tête , de la fièvre , de la somnolence , de la soif , des symptômes d'irritation d'abord , bientôt suivis d'hypersécrétion des muqueuses nasale , oculaire et bronchique. C'est nonseulement chez les malades qui font le sujet des observations ci-dessus consignées, mais encore dans l'immense majorité des cas que ce premier stade de la rougeole a offerts , cette répétition constante de symptômes communs. Cette uniformité signalée , il est juste de tenir compte des cas qui ont offert des dissemblances plutôt apparentes que réelles , et dépendant , soit de l'intensité de la fièvre et de sa tendance à l'inflammation, soit du tempérament ou de l'âge de l'individu attaqué , soit de circonstances accidentelles qui ont réagi sur le sujet.

Un phénomène que nous attribuons à l'excès de la fièvre, ou à sa tendance à l'inflammation , est l'épistaxis rare dès le début et plus fréquente vers la fin , au moment où l'épidémie a sévi dans la commune de Barre. Dans cette commune, en effet , nous avons vu une douzaine d'enfants qui avaient eu cette hémorrhagie à diverses reprises avant l'éruption ; on nous a parlé d'autres , six à huit , dans le même cas. Ce fait ne résulterait-il pas de l'influence de ce froid intense , que nous avons signalé , dans les commencement de décembre , et qui aurait agi sur la constitution catarrhale, pour modifier son caractère en lui donnant une teinte inflammatoire ?

Les divers tempéraments ont imprimé leur cachet à cette période , comme le prouve la 7.me observation , dont le sujet nerveux éprouve des fadeurs d'estomac et des lipothymies avant l'éruption. Nous en avons une preuve plus concluante chez une de nos sœurs , excessivement nerveuse , habitant le canton , pour qui la première période de la rougeole n'a été qu'une série d'accidents hystériques calmés par les anti-spasmodiques : nous pourrions en citer sept à huit autres exemples.

L'influence des tempéraments sanguins n'est pas plus douteuse : nous lui devons la plupart des complications phlegmasiques graves , l'intensité et la violence des symptômes de cette période, ainsi que le prouvent les observations n°s 3 et 6 , lors surtout que son action a été favorisée par l'âge adulte; certaines circonstances accidentelles ont encore pu modifier la manifestation des symptômes de cette première période, l'observation n° 2 en est une preuve : C'est une enfant de cinq ans , chez laquelle l'intervention d'une laryngite striduleuse ne laisse pas place aux symptô-

mes d'invasion de la rougeole ; on les amoindrit au point
que l'éruption éclate, quand nous croyons l'enfant tout bon-
nement convalescente de sa maladie.

La durée de cette période a été en moyenne de deux et
trois jours, c'est-à-dire, plus courte que ce que la font les
auteurs. Dans son cours, nous n'avons vu débuter aucune
complication, quoiqu'un grand nombre de malades se soient
plaints de douleurs pleurétiques, qu'on ne saurait rattacher à
une phlegmasie, soit du parenchyme, soit de l'enveloppe des
poumons, ainsi que l'ont prouvé les signes stétoscopique s
et l'absence de ces maladies à une époque plus reculée.

2me **Période.**

Ici même harmonie, même ressemblance dans la manière
d'être et de se succéder des symptômes propres à ce stade,
dans la pluralité des cas. C'est, en moyenne, vers le troisième jour à dater du début, que l'éruption éclate au milieu
de sueurs et de chaleurs brûlantes ; c'est presque toujours
sur le front, le menton, en allant vers les extrémités inférieures, que les taches rubéoliques apparaissent, discrètes
dans la majorité des cas, puisque à peine en avons-nous
vu trois ou quatre dans lesquels il y ait eu tuméfaction
de la face et des paupières. Ce sont de petites taches rouges,
irrégulières, distinctes, légèrement élevées, jamais pustuleu-
ses, plutôt papuleuses, rendant en général, mais non toutes, la surface qu'elles occupent inégale, hérissée de petites
aspérités ; leur nombre augmente à mesure, plusieurs se
réunissent en forme de croissant, laissant entr'elles des es-
paces intacts. La plupart du temps, les taches ne se mon-

trent pas aux membres inférieurs, quoique assez souvent on
y en trouve quelques-unes bien clair-semées.

En général, ce n'a été qu'après le début de l'éruption, et
lorsque celle-ci a été bien établie, qu'a eu lieu· l'amende-
ment de quelques symptômes, tels que fièvre, céphalalgie,
chaleur, insomnie; les symptômes de catarrhe ont persisté
avec toute leur intensité, lorsqu'ils n'ont pas été aggravés,
pour ne se calmer qu'à la desquamation ou plutôt par l'intervention d'un mouvement critique du côté des intestins.

Tous les phénomènes que nous venons de signaler se rap-
portent à la généralité des cas. Les divergences ont encore
été plus marquées et plus variées pour cette période que pour
la précédente. Un premier phénomène se rapporte à la rapidité de l'éruption. Chez un bon nombre, elle a parcouru
son évolution en douze heures, chez d'autres, en vingt-
quatre; chez quelques-uns, elle n'a été complète qu'au bout
de quatre jours. Nous fixons le terme de sa durée moyenne
à vingt-quatre heures.

C'est dans ce stade et sur sa fin surtout qu'ont débuté
le plus souvent les complications dont il sera question plus
tard, ainsi que les mouvements critiques, qui, dix-neuf
fois sur vingt, ont porté sur les intestins, et dont l'intensité a mesuré le degré d'efficacité pour la solution de la
maladie.

L'éruption, avons-nous dit, n'a pas été confluente, et
n'a pas occupé toute la surface du corps; malgré cela, sa
marche a été régulière et n'a jamais été entravée par l'apparition des complications, même les plus graves. Aux
numéros 3 et 6 des observations, nous voyons deux filles,
chez qui l'apparition des menstrues n'influe en rien sur la
marche de l'éruption : on dirait que ce sont deux fonctions

indépendantes qui s'exécutent isolément et à l'insu l'une de l'autre.

Nous avons à peine vu deux ou trois cas de répercussion de l'exanthème, dans lesquels la chaleur et quelques boissons diaphorétiques ont rappelé l'éruption , sans qu'il survînt d'autres accidents : il est cependant juste de dire , que nous rapportons à la répercussion de l'exanthème , deux cas graves, que nous avons observés et dont nous avons le regret de n'avoir pas recueilli l'observation; ce sont deux enfants , l'un de Boisseson , commune de Murat ; l'autre , dans la commune de Barre. Chez le premier , nous avons eu à parer à des accidents cérébraux très-graves , chez l'autre à une congestion pulmonaire.

Un grand nombre d'enfants scrofuleux , rachétiques ou tuberculeux, chez qui la période d'invasion a été sans réaction , avec peu ou pas de fièvre , ont eu une éruption très-incomplète , occupant à peine une partie , assez souvent les membres ou le bas du corps; seulement pour ces sujets l'apparition des taches n'a pas eu lieu d'abord à la face , mais bien à une extrémité du corps d'où elle est partie , suivant dans sa progression une marche de bas en haut ; aussi , après avoir éprouvé la maladie , sans avoir recours au médecin , ils ont été obligés de réclamer nos soins pour les suites , qui ont été sérieuses et inévitables : c'est cette catégorie de malades qui a fourni le plus de victimes.

L'observation n° 8 nous offre un cas remarquable bien avéré de cette variété de rougeole , que les auteurs désignent sous le nom de rougeole sans éruption : l'enfant qui en est le sujet, a été observée jour par jour depuis le debut. Elle a été soumise à l'influence atmosphérique , qui a régné depuis le commencement de l'épidémie ; elle habite un foyer

de contagion , puisque dans la même maison ses deux frères ont été atteints ; de plus , le couvent et la gendarmerie
qui avoisinent, ont fourni leur contingent de malades. En outre , l'identité de symptômes , qui ont servi de manifestation
à sa maladie avec ceux qu'ont présentés les autres malades
atteints de rougeole , nous semble prouver en faveur de
l'identité de nature des maladies. La durée a été la même
chez elle que chez les autres , les périodes , quoique manquant de caractères distinctifs, ont été, ce nous semble, assez
tranchées pour les assimiler à celles de la rougeole.

Nous trouvons un dernier trait de ressemblance dans ce
mouvement fluxionnaire vers les intestins , qui s'est montré
chez l'enfant qui nous occupe. Avant de quitter cette observation , nous devons mentionner une coïncidence assez régulière : c'est que la petite Marie Rascol , chez qui nous venons de constater une rougeole sans éruption , a été vac-
cinée par nous impunément , pendant trois années consécutives ; il nous suffit de signaler ce fait qui , si , comme il est
probable , il ne résulte pas d'une coïncidence fortuite , doit
donner sujet à des réflexions sérieuses , et ouvrir peut-être
une nouvelle voie pour l'étude des virus.

Nous avons vu dernièrement à la Salesse , commune de
Murat , deux frères , qui , d'après le témoignage des parents , ont eu aussi la rougeole sans éruption.

3me Période.

L'observation nous a démontré qu'en moyenne , la desquamation commençait vingt-quatre heures après l'apparition
des premières taches rubéoliques ; il est plus exact de dire
qu'à cette époque les taches commencent à pâlir dans leur

ordre d'apparition ; elles jaunissent, en même temps une démangeaison assez vive se déclare, et en se grattant, le malade détache de petites lamelles furfuracées, dont la chute annonce la fin de la maladie. Dans la grande majorité des cas que nous avons observés, les choses se sont ainsi passées. Chez une bonne partie de malades néanmoins, la chute de ces écailles n'a pas existé, ou est passée inaperçue. C'est à cette époque de la maladie, que les auteurs qui ont écrit sur la matière, placent l'apparition des divers mouvements critiques propres à juger la maladie. Dans l'épidémie que nous avons observée, ces phénomènes, et nous dirions mieux, le phénomène critique (car il n'a porté que sur les intestins), a été inclus dans la période précédente, et ce n'a été qu'exceptionnellement qu'il s'est montré dans celle-ci.

Les hémorrhagies nasales, regardées comme critiques dans plusieurs épidémies, avaient ici leur place ; tandis que dans l'épidémie que nous étudions, nous connaissons peu de cas où elles ne se soient pas montrées à la période prodromique, comme si la nature leur avait donné pour mission de modérer la violence des préludes du mal.

Avec cette période ou plus souvent avant elle, les symptômes de l'affection catarrhale ont cédé dans un certain nombre de cas. Cependant la toux a persisté quelque temps encore. Nous avons dit précédemment que les complications aiguës avaient eu leur point de départ dans la deuxième période; nous pouvons dire que les complications à marche chronique ont pris naissance dans la période qui nous occupe.

Nous résumant, la marche de la rougeole dans l'épidémie que nous étudions, a été régulière, et la même pour la grande majorité des cas : elle offre ceci de particulier, que

ses périodes se sont succédé avec une rapidité plus qu'ordinaire.

Dans cette maladie, à la juger d'après les descriptions
classiques, la première période dont le type n'offre rien
de particulier, comparée à celle des auteurs, offre cependant des phénomènes exceptionnels chez un certain nombre
de malades : ce sont des mouvements nerveux, c'est un
état fébrile exagéré, avec des congestions ou une tendance
inflammatoire, que des épistaxis viennent détourner. Une
autre fois, c'est une maladie intercurrente qui masque ou
remplace le phénomène prodromique de la rougeole, à
tel point, que l'éruption éclate quand on s'y attend le moins.
Aucune complication ne prend naissance pendant l'invasion
de l'exanthème.

L'éruption se montre toujours discrète, n'occupe presque
jamais la totalité de la surface du corps ; son évolution se
fait, en moyenne, en vingt-quatre heures, avec le cortège
symptomatique qu'on lui assigne ordinairement. De ces symptômes, quelques-uns faiblissent quand l'éruption est déjà
avancée, les autres attendent un mouvement critique qui en
amène la chute, tandis que d'autres persistent après cet
effort de la nature. Ce stade de la maladie est le point de
départ des complications aiguës, graves, que nous aurons
à étudier ; c'est aussi pendant son cours et vers la fin
qu'apparaissent ces mouvements critiques, dont la constance
et la régularité semblent faire un complément nécessaire de
l'éruption que nous venons de signaler incomplète.

Ne dirait-on pas, en effet, pour employer le langage si
vrai de M. le professeur Yaumes (1), que le besoin interne,

(1) Thèse de concours, 8 janvier 1848.

qui demande satisfaction , n'ayant pu la trouver complète
sur la surface tégumentaire , la cherche et la trouve sur la
surface intestinale ? L'apparition des complications ou des
fonctions naturelles n'a nullement entravé la marche de
l'éruption. On dirait, en voyant l'attention qu'a portée la nature à ne pas troubler cette marche , qu'elle a fait abstraction de tous les autres phénomènes auxquels elle préside ,
pour ne s'occuper que de celui-là. Aussi , malgré la rigueur
de la saison , et le peu de précautions prises en général , pour
éviter les refroidissements , voyons-nous à peine quelques
cas de rétrocession de l'exanthème. Les plus grandes irré-
gularités de l'éruption se trouvent chez les sujets tuberculeux
et scrofuleux , des rangs desquels est tirée la majeure partie
des victimes. Nous avons constaté un cas de rougeole sans
éruption chez une enfant de cinq ans , pour qui la vacci-
nation s'était montrée impuissante à trois reprises à produire
l'éruption vaccinale. L'affection vermineuse aussi bénigne
que l'exanthème , qu'elle venait compliquer , a fait son apparition dans ce second stade. Les complications graves, survenues à cette époque , seront traitées ailleurs.

La desquamation a été apparente dans la plupart des cas.
Ce temps de la maladie ne diffère de la marche que lui ont
tracée les auteurs , que par l'absence des mouvemens critiques qu'ils lui attribuent ; ces mouvements ayant eu lieu
dans la période précédente. C'est dans son cours ou sur sa
fin , que les suites ont commencé à se montrer.

COMPLICATIONS.

Nous venons de passer en revue les diverses périodes de la rougeole, telle que nous l'avons observée. Après avoir fait ressortir, dans cette étude, le caractère de l'épidémie actuelle, nous avons tenu compte des variétés les plus fréquentes ; il nous reste actuellement à parler des complications qui sont venues s'adjoindre à la rougeole. Ce sont la pneumonie, quelques irritations gastriques ou intestinales, l'affection vermineuse, la périodicité dans quelques cas. Comme la pneumonie a été la plus fréquente et la plus grave de ces complications, nous ne citerons pas d'observations autres que des cas de pneumonie.

Observation No 1.

BERNADEL X...., environ huit ans, au hameau du Causse, commune de Murat, lymphatique, scrofuleux, portant des glandes engorgées au cou, commença d'être malade le 20 décembre 1856. Le 24, l'éruption se montre, il s'expose au froid, l'éruption disparaît presque en entier : douleur pleurétique très-vive, l'enfant revient au lit, l'éruption reparait dans la nuit; le 25, il rend quelques crachats sanglants, il est très-oppressé, il y a douleur et soif.

Le 26, nous le voyons ; peu de traces de l'exanthème ; il est vrai de dire, du reste, que l'éruption avait apparu dans les deux cas, très clair-semée ; l'oppression est considérable, il y a prostration, mal de tête, pas de fièvre ; la peau est sèche, sans chaleur ; la toux fréquente, sèche, provoque l'exaspération des douleurs de côté ; l'auscultation nous révèle une pneumonie double.

PRESCRIPTION : Potion antimoniée, vésicatoire camphré entre les deux omoplates, sinapismes promenés sur les membres inférieurs, tisane bourrache miellée.

Le 27, la nuit a été mauvaise; insomnie, rêvasseries, la peau est plus souple, moite, les autres symptômes sont les mêmes, seulement, la toux semble plus grasse, quoique l'expectoration soit rare, les crachats sont toujours troubles, avec une teinte jaune rouillée, le vésicatoire a pris.

PRESCRIPTION : Potions, sinapismes, tisane *ut suprà*. Le 28, la détente vers la peau semble continuer lentement ; tout reste à peu près dans le même état. Mêmes prescriptions, en ajoutant de plus un vésicatoire sur le côté droit, qui est le plus engoué.

29 *Décembre*. L'oppression a un peu diminué, les poumons, le droit surtout, qui était complétement engoué, laissent entendre du râle sous-crépitant ; moiteur générale, pouls bon, plus de prostration (deux selles la nuit), quelques sudamina au haut de la poitrine et au cou ; continuation des antimoniaux.

30 *Décembre*. L'amélioration est plus marquée, la respiration plus libre, les poumons plus dégagés.

Les jours suivants, le mieux se maintient et continue, et le 3 janvier l'enfant est guéri et commence à prendre du bouillon.

Observation N° 2.

La fille de MARTY (Pierre), menuisier à Condomines,

commune de Nages, âgée de deux ans, avait commencé
d'être malade le 5 décembre. Le récit qui nous fut fait de
son état se rapporte aux prodromes de la rougeole.

Le 8 en effet l'éruption eut lieu et fut vite suivie de la
flétrissure des taches, qui fut complète le 9 au soir; mais
le 8 au matin, peu avant l'éruption, on avait constaté une
aggravation du malaise avec oppression, qui alla en augmentant. La toux devint plus fréquente, et fut suivie de cris
plaintifs et quelquefois de vomissements; tel est le récit que
l'on nous fait le 12, jour où nous voyons l'enfant.

12 *Décembre*. — Nous constatons une oppression considérable, pas de fièvre, pas de chaleur; les deux poumons
sont pris; vers leurs deux-tiers supérieurs, existe le râle
sous-crépitant; le tiers inférieur ne laisse pas passage à l'air.

PRESCRIPTION : Potion gommeuse à l'oxide blanc d'anti-
moine, large vésicatoire entre les épaules, tisane de bourrache miellée.

13 *Décembre*. — Même état, mêmes prescriptions, excepté le vésicatoire.

14 *Décembre*. — L'enfant va mieux, la respiration s'en-
tend dans toute l'étendue des poumons; seulement le râle
sous-crépitant persiste dans quelques points disséminés.

16 *Décembre*. — Le mieux est complet, la pneumonie a
fini; la convalescence marche lentement, puisque ce n'est
que vers la fin du mois que l'enfant se retrouve à l'état
normal.

Observation N° 3.

BONAFÉ (Pierre), 1 an, de Murat, enfant excessivement
fort pour son âge, dont les autres frères ou sœurs faibles,

grêles, rachétiques presque en naissant, n'ont jamais eu seulement l'apparence de la santé, était en pleine éruption de rougeole le 15 janvier 1857, quand il fut pris d'oppression, de toux plus fréquente et de souffrances vives avec vomissements.

Le 17 nous le voyons, nous constatons l'existence d'une pneumonie double, l'oppression est extrême; nous employons les antimoniaux et les vésicatoires sur la poitrine, sans obtenir d'amélioration ; le 19 l'enfant meurt.

Dans toute rougeole la muqueuse pulmonaire est ordinairement le siége d'une fluxion de nature catarrhale ; c'est ce qui procure les pesanteurs de tête, la toux, etc...; mais ces symptômes n'indiquent rien de fâcheux ; malheureusement il arrive des cas où le parenchyme pulmonaire est atteint ; de là des pneumonies qui, au dire de tous les auteurs, sont des plus graves, comme toutes celles qui se manifestent pendant l'existence d'une exanthème aiguë. Le caractère de gravité inaccoutumé ne s'est pas montré dans cette épidémie, à moins qu'on ne l'applique qu'aux pneumonies survenues sur des enfants faibles, misérables, chétifs, scrofuleux, et encore dans ces cas, n'avons-nous pas besoin d'avoir recours au principe rubéolique pour en expliquer la rigueur, attendu que dans les circonstances ordinaires la pneumonie est très meurtrière pour ces sujets. Aussi pouvons-nous dire en thèse générale que cette complication n'a amené d'autre danger que celui qui dépend d'elle-même, en tenant compte des conditions dans lesquelles se trouve le sujet atteint.

Le fait le plus saillant de cette phlegmasie, associée à l'exanthème est la constatation de sa nature catarrhale. La tendance inflammatoire, que nous avons dit exister à dater du milieu de l'épidémie, n'a pas pu influer d'une manière

3

assez énergique sur la complication qui nous occupe, pour
exiger un traitement antiphlogistique ; aussi les épispastiques
unis aux antimoniaux ont-ils fait tous les frais thérapeutiques.
Pour être exact, il faut convenir que le grand nombre des
pneumonies, nous pourrions dire la moitié, se sont montrées
dans la paroisse de Condomines, point de départ et centre
principal de l'épidémie, à une époque où la constitution
médicale n'avait pu être modifiée. Néanmoins, les cas de
pneumonie postérieurs à l'époque où nous avons constaté
cette tendance inflammatoire n'ont pas plus été modifiés ;
ils ont tous gardé leur nature catarrhale. Nous avons rarement trouvé cette complication sur la fin de l'épidémie, au
moment où elle sévissait dans la commune de Barre.

Dans les deux premières Observations nous voyons la maladie qui complique la rougeole durer plus que le septenaire,
son terme moyen. Dans le plus grand nombre des cas nous
avons remarqué en effet qu'elle a mis plus de temps à par-
courir ses phases que dans l'état ordinaire. Que cette prolon-
gation de durée soit le fait de son union au principe rubéolique, ou de sa nature catarrhale, ce que nous serions porté
à croire ; elle a été constante dans tous les cas suivis de
guérison, tandis que dans les cas malheureux, elle a été
remarquable par sa rapidité, et en moyenne la mort a eu
lieu du troisième au quatrième jour.

Nous avons dit avec juste raison que la pneumonie avait
été la complication la plus grave et la plus fréquente ; elle
est en effet la seule qui ait fait des victimes : quoique les
cas où elle s'est présentée soient peu nombreux relativement
au nombre considérable de sujets atteints de rougeole, elle
n'en reste pas moins la plus fréquente. En effet, sur 500
enfants ou adultes environ atteints de rougeole à notre su,

que nous avons soignés exclusivement ou qui se sont passés
du secours de l'art, nous en trouvons tout au plus **35** qui
aient eu la pneumonie.

L'apparition de cette phlegmasie dans la plupart des cas
ne trouverait pas d'explication pour quiconque la regarderait
comme une complication fortuite et accidentelle de la rougeole. Mais il n'en est pas ainsi, et chacun sait que cette
dernière peut produire, durant son cours, des bronchites
graves et des inflammations du parenchime pulmonaire. Chacun sait aussi que ces inflammations ont, pour ainsi parler,
emprunté quelque chose de spécifique au principe qui les a
engendrées ; qu'elles ne sont pas franchement inflammatoires
et qu'elles se ressentent du caractère spécial de l'affection
et de la fièvre concomittante.

Dans certains cas, cette phlegmasie a été la conséquence
visible de refroidissements, et nous nous étonnons à bon
droit que, vu le peu de confortable des habitations, la
négligence et l'incurie des habitants pour bien fermer les
ouvertures ou pour réchauffer les appartements, la pneumonie n'ait pas été plus fréquente ; cependant ces circonstances
défavorables que nous venons de signaler, ont produit d'une
manière visible un résultat selon les soins que l'on a mis à
les éloigner. Voici deux exemples remarquables desquels doit
ressortir la vérité de cette proposition, non-seulement au
point de vue de la complication qui nous occupe, mais aussi
au point de vue de la gravité ou de la bénignité de la rougeole.

Dans le premier, c'est une mauvaise petite masure de la
commune de Murat, isolée dans les bois, ouverte à tous les
vents, presque sans porte ni autres fermetures, qui donne
abri à la la famille Roques, composée de la mère, veuve,
presque infirme et de quatre enfants, dont la plus âgée a

13 ans. Le bois pour le chauffage est coupé à mesure par ses enfants, qui profitent de l'exhaussement que leur fait la neige entassée pour arriver aux branches des arbres.

La rougeole bénigne dans ces quartiers, puisque aucun médecin n'intervint pour une trentaine d'enfants qui en furent atteints dans le hameau voisin, la rougeole, disons-nous, attaque successivement les quatre enfants ; l'aînée meurt de pneumonie ; le jour de sa mort deux autres en sont atteints, et ne sont sauvés qu'après douze jours d'indécision entre la mort et la vie. Le plus jeune traîne la rougeole plus de quinze jours, et ne peut, nous dit-on, jamais terminer sa convalescence.

D'un autre côté, la rougeole éclate dans l'établissement tenu à Murat par les Sœurs de St-Joseph ; les trois premiers jours, sept pensionnaires sont atteintes ; nous n'ordonnons pas la séquestration des sujets malades, vu la bénignité de l'épidémie. Ici la maladie affecte une bénignité hors ligne, au point que la durée moyenne de ses trois périodes est de cinq jours seulement, et que la convalescence passe inaperçue, tant elle est rapide.

Ces deux ordres de faits portent leur commentaire. En effet, nous voyons la famille Roques dans les conditions hygiéniques les plus défavorables, manquant de soins convenables et de feu au fort de la rigueur du froid, sévèrement traitée par la rougeole, et surtout sa complication favorite. Dans le couvent, au contraire, où les conditions opposées sont réunies, où les soins intelligents des bonnes Sœurs sont prodigués aux malades avec cette affection et ce dévouement qui n'étonnent plus personne, la maladie est plus bénigne qu'ailleurs, et ne se complique pas.

C'est dans le cours de cette deuxième période que la

complication vermineuse s'est faite jour, non par des mouvements convulsifs et des spasmes, mais par l'expulsion d'anthozoaires dans les selles. Nous avons vu un enfant en rendre de cette manière un paquet de plus de cinquante ; nous en avons vu d'autres, et c'était le plus grand nombre, dans les villages de Boisseson et de Barre, chez qui les vers sortaient par la bouche, sans vomissements, après avoir provoqué seulement un sentiment de gêne et de strangulation durant leur passage au gosier.

Nous avons dit ailleurs avoir vu quelques cas d'inflammation intestinale coïncider avec l'éruption. C'est en effet à ce moment de la maladie, que nous avons vu survenir cette complication peu sérieuse, disons-le, puisque l'application de quelques cataplasmes sur le ventre a suffi pour la modérer et l'arrêter. Le cas le plus remarquable de cette espèce, nous l'avons observé chez le fils Coutellou, de Barre.

Nous ne savons à quel genre de complication attribuer la mort de Louis Corbière (10 ans), qui subissant les préludes de l'exanthème depuis quatre jours, vit apparaître, le cinquième, une éruption très-disséminée, occupant principalement les membres inférieurs. Le sixième jour l'enfant se lève et sort comme d'habitude, l'éruption reste stationnaire sans augmenter ni disparaître, seulement la coloration des taches est moins vive que chez les autres malades. Le septième jour se passe comme le précédent, l'enfant n'éprouve rien de particulier, si ce n'est un sentiment de faiblesse plus grande ; il garde le lit ; vers les six heures du soir, il demande à boire, s'assied sur le lit et meurt instantanément.

Nous avons vu deux enfants, le fils de M. Boutes, huissier, entr'autres, chez qui l'élément périodique est venu s'ajouter à la fin de la maladie, et dont le sulfate de quinine a eu seul raison.

Quant aux complications ataxiques, adynamiques et ma-
lignes, dont parlent les auteurs, nous n'en avons vu aucun
cas, pas plus que d'autres éruptions coïncidant avec la rougeole.

TRAITEMENT.

Ce qui a rapport au pronostic, à la marche et à l'étiologie de l'épidémie, nous paraissant suffisamment développé
dans l'étude qui précède, nous arrivons au traitement.

Nous n'avons pas à faire ici l'énumération des divers mo-
des thérapeutiques employés contre la rougeole, aux diverses
époques, et selon les systèmes régnants dans la science. Nous
ne dirons rien non plus des moyens profilactiques, que nous
avons complétement négligés ; il nous suffit de relater les
moyens que nous avons employés contre la maladie, ou l'idée
qui nous a servi de mobile dans la direction du traitement.

Dès l'apparition de la maladie, notre principal rôle a été
d'observer attentivement la marche du mal, de parer aux accidents, s'il en survenait, et d'arriver par une sage tempo-
risation à la découverte du génie épidémique ; d'accord en
cela avec la pratique de la majorité des médecins Français,
qui s'abstiennent des méthodes pertubatrices si familières à
quelques médecins Anglais. Dans ce but nous avons prescrit
le séjour au lit, les précautions tendant à éviter l'action d'une
lumière trop vive, les variations de la température dans l'ap-
partement même, les infusions pectorales chaudes ; les cataplasmes chauds, simples ou sinapisés, sur les extrémités
inférieures, ont été employés dans les cas où il fallait prévenir une congestion cérébrale ou pulmonaire, quand une

vive céphalalgie, une oppression considérable, semblaient indiquer ces accidents. L'efficacité de ces moyens sanctionnée par l'expérience, et le caractère bénin de la maladie, une fois reconnus, ce traitement a été celui que nous avons adopté, et que nous avons prescrit plus d'une fois avec succès, sans voir les malades, alors que l'encombrement des neiges nous mettait dans l'impossibilité de nous rendre auprès d'eux.

Dans aucun cas, nous n'avons eu recours aux antiphlogistiques, non-seulement pour la rougeole simple, mais pour ses complications ; et cette manière d'agir ne nous a laissé aucun regret. Il y a loin sans doute de cette conduite à la pratique de Méad, qui saignait constamment dans les deux premières périodes, à celle de Frédéric Hoffmann, de Haen, qui saignait constamment dans la première, soit pour régulariser l'éruption, en favoriser le développement ou prévenir les accidents inflammatoires. Vouloir préconiser notre conduite et l'ériger en méthode universelle, serait absurde, car nous n'ignorons pas, que même dans la marche régulière d'une rougeole bénigne, il peut exister des indications particulières, qui prescrivent les évacuations sanguines. Un tempérament sanguin bien prononcé, une fièvre excessive, des signes de pléthore bien manifestes, l'existence d'une complication de nature vraiment inflammatoire, sont des indications aux saignées ; mais dans l'épidémie que nous avons observée, même dans les cas compliqués de pneumonie, nous n'avons pu trouver l'indication de ces évacuations. Est-ce le fait de la constitution catarrhale qui a présidé au développement et à la marche de l'épidémie ? Nous sommes très-disposé à le croire. Les antispasmodiques ont quelquefois trouvé leur emploi lorsque l'élément nerveux s'associant à la maladie, en a

fourni l'indication. Dans ces cas, nous avons eu recours
avec succès au musc, à la teinture de castoréum et à l'in-
fusion des feuilles d'oranger. L'état vermineux ou l'affection
nerveuse, quoique fréquente, nous a offert rarement l'occasion de la combattre, puisque le plus souvent elle ne
s'est manifestée que par l'expulsion des vers.

Dans les cas rares où l'irritation intestinale s'est montrée,
quelques boissons mucilagineuses et des applications émol-
lientes ont suffi.

Nous avons déjà dit que la rétrocession de l'exanthème
avait cédé à l'emploi de tisanes diaphorétiques aidées des
moyens propres à entretenir une chaleur modérée sur le
corps.

La diarhée que nous avons regardée comme un effort
critique de la nature, n'a exigé aucun traitement particulier. Dans quelques cas seulement sa durée et son intensité
nous ont fait recourir aux opiacés avec succès.

La pneumonie, ainsi que nous venons de le dire, n'a
pas été traitée par les antiphlogistiques, mais par les antimoniaux et les épispastiques, et cela, non-seulement chez
les enfans, mais même chez les adultes, qui en ont été atteints. S'il survenait des doutes dans l'esprit de quelqu'un
sur les résultats de ce traitement, nous pouvons affirmer
que la mortalité n'a pas été plus grande ici que dans les cas
ordinaires. Ce témoignage, que nous pouvons corroborer
par des chiffres, donne aux yeux de tout médecin qui croit
à cet axiome d'Hippocrate : *Naturam morborum ostendunt
curationes*, une grande valeur à l'opinion que nous avons
émise sur la nature catarrhale des maladies de cette époque.

Nous nous sommes réservé de faire un chapitre à part
pour les suites de la maladie, ou pour les maladies consé-

cutives à la rougeole, attendu que nous croyons que c'est
le point pratique le plus important de notre travail. Ce sont,
en effet, les maladies survenues à la suite de l'exanthème,
qui ont été les plus cruelles et qui ont fait le plus grand
nombre de victimes. Il ne faut pas croire, en effet, que le
danger disparaisse, dès l'instant que la rougeole a parcouru
ses périodes et que le malade est entré en convalescence.
Celui-ci se trouve exposé à de nouveaux accidents, qu'il
n'évitera pas toujours, s'il ne sait pas prendre les précautions indispensables. L'organe cutané, par suite du travail
morbide dont il a été le siége, est plus sensible, plus
impressionnable, et on conçoit que le plus léger refroidis-
sement puisse être suivi d'accidents graves. D'un autre coté,
l'affection morbileuse a beaucoup d'affinité avec l'affection
catarrhale ; et comme cette dernière détermine souvent des
mouvements fluxionnaires et de l'irritation du côté des
organes respiratoires, ce doit être la crainte de ces accidents,
qui commande les précautions et les soins minutieux indispensables pour les convalescents de la rougeole.

En effet, l'individu qui jusqu'alors avait joui d'une bonne
santé, peut devenir faible, débile, misérable, disposé aux
catarrhes, sous l'influence de la moindre cause. Le refroi-
dissement et l'humidité surexcitent les bronchites catarrhales
existant déjà, provoquent l'apparition de nouvelles ou ra-
vivent celles qui touchaient à leur déclin. La même cause
provoque des supersécrétions dans les séreuses et le tissu
cellulaire, donnant ainsi naissance à des hydropisies, et à
des œdèmes plus ou moins considérables.

Parmi les maladies consécutives à la rougeole, nous
rangeons, et c'est le plus grand nombre, celles dont le
germe préexistant dans l'économie, a été fécondé ou déve-

loppé par le virus rubéolique. C'est ainsi que nous avons vu survenir chez un enfant de Murat, déjà porteur de tubercules, cette espèce de phthisie, qu'on appelle galopante.

Pour adopter un ordre dans l'énumération que nous allons faire, nous convenons que chaque maladie aura son rang désigné par son degré de fréquence.

Ce sont d'abord les diarrhées sanguinolentes, non dyssentériques, qui occupent le premier rang : ces flux, devenus chroniques pour la plupart, ont pris naissance à une époque plus ou moins éloignée de la desquamation. Ils ont présenté quelques intermittences, après une durée de plus de deux mois chez un assez grand nombre, et ont conduit les jeunes malades au marasme : d'autres n'ont pu résister à la débilitation produite par cette sécrétion exagérée, et ont succombé au bout de huit ou dix jours. Quelques-uns ont supporté impunément cette diarrhée pendant un mois et plus, sans qu'il s'ensuivit pour eux, d'autres accidents qu'une faiblesse considérable cédant vite à une bonne alimentation. Nous devons dire que pour les enfants sains et bien constitués, cette maladie a eu une durée éphémère, et n'a pas laissé de traces sur eux. Nous avons tour à tour employé les opiacés, les astringents et les toniques ; ces derniers sont ceux dont l'indication s'est présentée le plus souvent, et qui nous ont fourni les résultats les plus favorables. Nous avons aussi employé, dans quelques cas, avec succès, le sous-nitrate de bismuth à hautes doses, que nous avons appris à manier, dans la lecture du remarquable travail de MM. Girbal et Lazouski. La cherté de ce médicament nous a empêché de l'employer d'une manière générale chez tous les diarrhétiques.

La bronchite persistant après la rougeole, s'est prolongée

longtemps encore ; ce qui nous la fait mettre ici au second rang des maladies consécutives. Elle a été tellement tenace, que rien n'a pu la vaincre ; cette maladie n'a cédé à aucun traitement dirigé contre elle. Peu dangereuse, elle n'a pas fait de victimes, à moins qu'on ne veuille lui attribuer la mort de quelques enfants scrofuleux ou tuberculeux ; mais la maladie qui les a enlevés n'était pas le fait d'une simple bronchite.

Nous avons constaté des cas, en assez bon nombre, dans lesquels la rougeole atteignant des tuberculeux, avait hâté la marche de cette affection. Malgré toute l'attention que nous y avons apportée, nous n'avons pu trouver l'occasion de nous convaincre, ainsi que le veulent MM. Rillet et Barthez pour les enfants, et M. Michel Levy (1) pour les adultes, que la rougeole ait donné naissance aux tubercules. En effet, chez tous les sujets devenus phthisiques à la suite de la rougeole, nous avons pu établir la préexistence de cette malheureuse affection en germe ou à l'état latent. C'est ainsi que chez les uns l'hérédité, chez les autres l'existence de toux, d'oppression, de sueurs nocturnes, etc., nous ont démontré cette préexistence de l'affection tuberculeuse ; cette maladie a fourni environ le quart des morts.

Les engorgements glandulaires que tous les auteurs signalent à la suite de la rougeole, n'ont pas fait défaut dans le cas actuel. Ces engorgements se sont montrés principalement après l'impression du froid, envahissant une grande partie du système ganglionaire. Dans le plus grand nombre des cas, ces engorgements, parvenus progressivement à former des

(1) *Gazette Médicale* 1847.

tumeurs variables entre le volume d'une noisette et celui
d'un œuf, sont restés longtemps indolents et stationnaires. Ils
ont paru insensibles à l'action des résolutifs, des dépuratifs,
des toniques et des excitants généraux. Aussi persistent-ils
encore entretenus par le vice scrofuleux chez plusieurs enfants
scrofuleux, dont la constitution est délabrée. Chez quelques
sujets ces engorgements n'ont pas été passifs comme dans
les cas précédents ; ils ont revêtu la forme inflammatoire et
ont formé de véritables dépôts phlegmoneux qu'il a fallu
ouvrir. Chez ces derniers il n'y avait pas de marques de vice
scrofuleux.

A la suite de la rougeole nous avons vu des otorrhées
consécutives à l'exanthème survenir et durer longtemps. Chez
les enfants qui ne paraissaient pas atteints de vices scrofuleux, cette otorrhée de nature séro-purulente, s'est montrée
sur la fin de la desquamation, alors que tout semblait rentrer
dans l'ordre naturel.

L'œdème et les hydropisies dont nous avons expliqué la
production par le froid ou l'humidité durant la convalescence
de la rougeole, ont été assez rares et de courte durée, au
point que nous n'avons pas eu occasion de diriger contre
elles un traitement. Il nous souvient cependant d'une enfant
prise de pneumonie en pleine éruption, chez qui survint une
anasarque rebelle à tous les traitements, et qui ne céda que
lorsque les poumons furent dégagés. Cette pneumonie dura
vingt jours.

Comme suite immédiate et éloignée de la rougeole, il nous
reste à parler de la coqueluche, qui a été, après la diarrhée
et les bronchites chroniques, la plus commune. On dirait, en
voyant la manière dont elle a fait son apparition, que la bronchite à laquelle elle a succédé sans interruption, a dépouillé

sa nature catarrhale pour se transformer en coqueluche.
D'autres fois la bronchite ayant cessé, ce n'a été que quelque
temps après que la maladie dont nous parlons a fait son
invasion. Rien de particulier ne s'est produit dans son cours,
et nous pourrions dire qu'en général les accès ont été moins
forts que d'ordinaire ; mais sa tenacité et sa persistance ont
compensé avec désavantage sa bénignité. Nous avons vu des
enfants qui, après avoir gardé la coqueluche pendant près
de deux mois à dater de la rougeole, se sont cru guéris
pendant quinze jours, au bout desquels les quintes de toux
ont reparu aussi fortes et aussi fréquentes que jamais. D'autres, et en grand nombre, n'ayant rien éprouvé de cette
nature pendant un mois ou deux après la rougeole, ont été
pris de la coqueluche, au point que nous serions en droit
actuellement de nous dire en pleine épidémie de coqueluche
(Fin avril 1857).

Les divers traitements dirigés contre cette maladie ont eu
peu d'efficacité.

Telles sont les suites morbides de la rougeole que nous
avons constatées ; c'est à elles que nous devons la plus grande
partie de la mortalité survenue dans l'épidémie. En effet,
à part les sujets qui ont succombé à la pneumonie, nous ne
trouvons point d'autres maladies qui aient fait des victimes.
Ceci confirme l'opinion de Jean Frank, disant que rien n'avait
pu encore infirmer sa croyance au sujet des effets de la
rougeole, qui sont, à son avis, cent fois pires que la maladie
elle-même.

STATISTIQUE.

Nous croyons bon de terminer notre travail par un tracé

rapide de l'itinéraire et une esquisse de statistique de l'épidémie dans le canton, c'est ce que nous allons faire en peu de mots. L'épidémie que nous avons vu débuter à l'ouest du canton de Murat, s'est concentrée pendant quelque temps aux alentours de son point d'invasion, d'où elle a rayonné sur une partie de la commune de Nages et quelques localités voisines du département de l'Hérault ; puis, entrant résosolument dans la commune de Murat, elle a établi son premier foyer principal dans la paroisse de Condomines où, sur une population de sept à huit cents âmes, elle a attaqué environ cent-cinquante personnes. De là, envahissant le village de Murat, elle s'est répandue dans toutes les localités de la paroisse de ce nom, où elle a attaqué environ deux cent-cinquante individus.

En même temps que la rougeole sévissait dans la paroisse de Murat, elle envahissait celle de Boisseson, où, sur une population de quatre cents, elle en a attaqué cent-dix environ. La paroisse de Canac qui confine à celle de Boisseson, mais dont le climat est infiniment plus tempéré, n'a offert aucun cas de rougeole.

Dans la paroisse de la Bessière, nous croyons que l'épidémie n'a pas été générale, attendu que nous connaissons deux villages qui en ont été exempts ; aussi, sur une population de quatre cent-cinquante environ, nous évaluons qu'il n'y en a eu qu'une trentaine d'atteints.

En résumé, sur la commune de Murat, elle a atteint près de 600 individus sur une population de 2,700 habitants ; la mortalité a été de près de cinquante.

Après avoir parcouru cette commune, et presque en même-temps, l'épidémie s'est abattue sur la commune de Barre. La paroisse de Barre, sur laquelle nous avons pu mieux la suivre, a une population de 600 habitants environ; sur ce nombre, cent individus environ ont été atteints et cela dans un court espace de temps. Aussi, le nombre des malades allait-il croissant chaque jour, dans une proportion telle, que M. l'instituteur de Barre nous rapporta à cette époque que ses salles devenaient vides, et que chaque jour, depuis une semaine, il renvoyait cinq ou six enfants, qui commençaient la maladie. La mortalité a été moindre dans cette commune que dans celle de Murat.

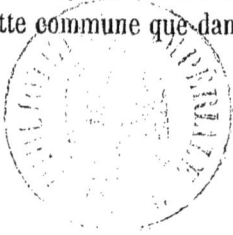

Toulouse. Imp. Troyes Ouvriers Réunis.